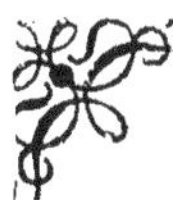
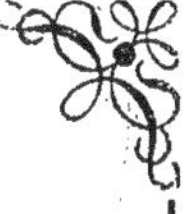

DE LA

GASTRO-ÉLYTROTOMIE

PAR

ALBERT MASSON
Docteur en médecine de la Faculté de Paris

PARIS
OCTAVE DOIN, LIBRAIRE-EDITEUR
PLACE DE L'ODÉON, 8.

1878

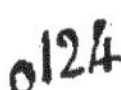

DE LA

GASTRO-ÉLYTROTOMIE

PAR

ALBERT MASSON

Docteur en médecine de la Faculté de Paris

PARIS

OCTAVE DOIN, LIBRAIRE-EDITEUR

PLACE DE L'ODÉON, 8.

—

1878

A LA MÉMOIRE DE MA MÈRE

ET DE MON ONCLE M. POUPELLE

A MON PRÉSIDENT DE THÈSE

M. LE PROFESSEUR PAJOT

A MON MAITRE

M. SIMON DUPLAY

Chirurgien des hôpitaux et professeur agrégé à la Faculté de Paris.

A TOUS MES MAITRES DANS LES HOPITAUX

A M. LE DOCTEUR BUDIN

A M. LE DOCTEUR PINARD

INTRODUCTION

Depuis quelques années, la Gastro-Élytrotomie semble être devenue en Amérique une question à l'ordre du jour.

Cette opération, dont l'origine remonte au commencement de ce siècle, époque à laquelle elle avait été conseillée par Ritgen et Baudelocque neveu, était tombée dans l'oubli le plus complet; c'est à peine si on la trouve décrite, sinon pour mémoire, dans la plupart de nos traités classiques.

Seule, l'opération césarienne avec ses différents procédés régnait en maîtresse tant en Europe qu'en Amérique, orsqu'en 1870, M. Gaillard Thomas eut l'idée d'expérimenter sur le cadavre d'abord, et de pratiquer ensuite sur la femme vivante la Gastro-Elytrotomie. Il réussit.

L'impulsion était donnée, et quelques années plus tard, M. Skene marchant sur les traces du professeur de New-York, ajoutait au succès précédent deux nouveaux succès.

C'est en envisageant, d'une part, les sérieuses complications qui compromettent si souvent le résultat de l'opération césarienne, opération si grave qu'elle doit être pratiquée le plus rarement possible ; c'est en songeant, d'autre part, aux avantages de la Gastro-Elytrotomie qui respecte et l'utérus et le péritoine, que nous avons cru pouvoir entreprendre une étude sur ce sujet.

D'ailleurs, la tâche que nous nous imposions devait nous être rendue facile, grâce aux bons conseils et à la complaisance de notre jeune et savant maître, M. le Dr P.

Budin, qui avait le premier appelé en France l'attention sur les travaux américains et qui a bien voulu nous servir de guide dans cette étude. Qu'il reçoive ici le témoignage de notre profonde reconnaissance.

Disons-le tout d'abord, nous ne venons pas faire le panégyrique de cette opération, nous ne chercherons pas non plus à établir à l'aide d'un parallèle que ses avantages doivent faire rejeter l'opération césarienne. Les quelques observations que nous apportons, bien qu'elles plaident en faveur de la Gastro-Elytrotomie, ne nous autorisent pas à conclure définitivement.

C'est à un autre point de vue que nous nous sommes placé. Nous avons pensé être utile aux accoucheurs, en réunissant dans ce travail les faits et documents relatifs à la Gastro-Elytrotomie. Dans un premier chapitre nous montrerons quelle fut l'origine de cette opération, quelles modifications lui imprimèrent successivement Ritgen et Baudelocque neveu, sans jamais la faire accepter de personne, et nous rappellerons au milieu de quelles circonstances elle fut tout récemment tirée de l'oubli et pratiquée avec succès.

Enfin, dans un second chapitre nous exposerons le manuel opératoire de cette opération; nous passerons ensuite brièvement en revue ses avantages et ses inconvénients.

Tel est le plan de cette étude.

CHAPITRE PREMIER

Historique

ARTICLE Ier. — INCONVÉNIENTS DE L'OPÉRATION CÉSARIENNE ET ORIGINE DE LA GASTRO-ELYTROTOMIE

L'opération césarienne semble avoir été pratiquée dès les temps les plus reculés. On raconte à ce sujet, que Bacchus, fils de Jupiter, fut retiré vivant du ventre de sa mère Semelée par Vulcain; qu'Esculape, grâce à l'heureuse intervention de son père, Apollon, vit le jour dans des circonstances analogues, alors que sa mère était déjà étendue sur le bûcher qui la devait consumer. Le philosophe Gorgias, Scipion l'Africain, Manlius, au dire de Valère Maxime et de Pline, n'auraient dû la vie qu'à cette loi romaine (lex regia), qui défendait d'inhumer une femme morte en état de grossesse sans lui avoir ouvert le ventre. Chez les Hébreux l'opération césarienne était également pratiquée après la mort ; on en trouve des traces dans le Talmud et la Mischna qui constituent le code religieux des Juifs (1). Mais il est à remarquer que ces opérations avaient seulement pour but d'extraire l'enfant de la cavité utérine après la mort de la mère. Les anciens, en un mot, ne pratiquaient que l'opération césarienne *post mortem*.

C'est seulement depuis quelques siècles qu'on a cherché à l'aide d'une même opération, non seulement à sauver la

(1) Dr Baudon. Ovotomie abdominale. Paris, 1875, p. 6.

vie de l'enfant, mais encore à conserver celle de la mère. Dans certains cas, où il était impossible d'extraire l'enfant *per vias naturales*, on eut recours à la section de la paroi abdominale et de la paroi utérine. Puisqu'on cherchait à sauver non seulement une existence mais deux, on devait s'efforcer de mettre en usage des procédés opératoires qui permissent d'arriver à ce résultat.

Néanmoins, on le sait, l'opération césarienne est une des plus graves de la chirurgie. Elle est grave surtout dans les villes, dans les hôpitaux, dans les maternités ; elle est grave à ce point que depuis le 26 février 1787 (1), pas une opération césarienne pratiquée à Paris, n'a été en ce qui concerne la mère, suivie une seule fois de succès ; et cependant cette opération a été pratiquée au moins une quarantaine de fois, et par des opérateurs les plus habiles ; il nous suffira de citer Baudelocque, Béclard, Moreau, Malgaigne, Paul Dubois, Danyau, Depaul, Tarnier, etc. Les causes qui ont le plus souvent amené la mort des malades sont la péritonite et l'hémorrhagie. En effet, pour pratiquer l'opération césarienne, il faut d'abord inciser la paroi abdominale, le péritoine pariétal et le péritoine viscéral. Or on connaît la facilité avec laquelle s'enflamme cette séreuse.

L'incision qui porte ensuite sur l'utérus, atteint un organe qui s'est considérablement développé pendant la grossesse, et dans l'épaisseur duquel cheminent des vaisseaux nombreux et volumineux. Pendant l'opération, la section de ces vaisseaux peut être la source d'une hé-

(1) Guéniot. De l'opération césarienne à Paris. Bulletin général de thérapeutique. 1870.

morrhagie grave ; si, après l'extraction de l'enfant, l'utérus reste inerte, si ses parois ne se contractent pas fortement, l'hémorrhagie pourra continuer et devenir même mortelle. L'hémorrhagie sera d'autant plus à craindre que dans certains cas, le placenta s'insère sur la face antérieure de l'utérus, et que l'incision faite avec le bistouri peut arriver exactement au niveau de cette insertion ; que, dans d'autres cas, l'utérus ayant subi pendant la grossesse, un véritable mouvement de torsion sur son axe, l'un de ses bords sera venu se placer en avant, et que c'est au voisinage de ce bord qu'aura été pratiquée l'incision. Or, on le sait, c'est sur ce point qu'on rencontre une quantité considérable de vaisseaux, mesurant quelques-uns le calibre du petit doigt.

Ce n'est pas tout, à l'hémorrhagie survenue pendant l'opération peut s'ajouter une hémorrhagie consécutive, arrivant plusieurs heures ou plusieurs jours après la délivrance. Aujourd'hui, encore, on ne sait s'il est préférable de pratiquer ou non la suture utérine après l'opération césarienne. Qu'elle ait du reste été faite, ou qu'on ait laissé les bords de l'incision s'appliquer spontanément l'un contre l'autre, on a vu dans les deux cas survenir des hémorrhagies consécutives par inertie ou relâchement des parois utérines, et un épanchement de sang se faire dans la cavité péritonéale.

Enfin, les femmes sont exposées à des accidents plus éloignés encore : dans des grossesses ultérieures, l'œuf peut pénétrer dans la cavité abdominale, à travers un orifice qui a persisté sur la paroi antérieure de l'utérus ; ou bien, sous l'influence du travail de l'accouchement, cette paroi peut se rompre au niveau de la cicatrice résultant de l'incision primitive.

On le voit, sans insister sur tous les accidents qui ont été observés à la suite de l'opération césarienne, l'hémorragie et la péritonite semblent être les plus fréquents et les plus graves. Comme ces accidents sont dus, d'une part aux incisions qui portent sur la séreuse abdominale, d'autre part à la section du tissu utérin, traversé par une grande quantité de vaisseaux, quelques auteurs se sont demandé s'il ne serait pas possible d'extraire un fœtus à travers les parois abdominales, sans porter l'instrument tranchant ni sur le péritoine, ni sur le tissu utérin. De là est née la Gastro-Elytrotomie.

Article II. — HISTORIQUE DE LA GASTRO-ÉLYTROTOMIE

L'histoire de la Gastro-Elytrotomie offre deux périodes distinctes. La première ou période ancienne date du commencement de ce siècle. La seconde ou période moderne ne remonte qu'à quelques années. C'est en 1870 que cette opération qui semblait condamnée par tous les auteurs, a été de nouveau discutée et pratiquée en Amérique. On pourrait donc aussi donner à cette période le nom de période américaine.

Nous allons passer successivement en revue les travaux de Jœrg, Ritgen, Physick, Baudelocque neveu, puis ceux de Gaillard Thomas et de Skene, et nous indiquerons, en outre, l'appréciation des différents auteurs sur la Gastro-Elytrotomie.

§ I. — *Première période ou période ancienne* (1821-1870). *Faits et documents, discussion. Appréciation des auteurs.*

Quelques auteurs considèrent Jœrg (1806) comme

ayant le premier conseillé la Gastro-Elytrotomie. Cet auteur propose d'ouvrir l'abdomen suivant la méthode de Deleurye, c'est-à-dire par une incision verticale faite sur la ligne blanche et d'inciser, non pas le corps de l'utérus, pour en retirer l'enfant, mais seulement le vagin, ou encore, si cela était nécessaire, le col de l'utérus. Mais par ce procédé on n'évite que la section de l'utérus, et on pratique deux fois l'incision du péritoine comme dans l'opération césarienne.

En réalité, c'est Ritgen qui le premier en 1821 imagina un procédé qu'il appela « Bauchfellhohlen Scheiden- » schnitt (1), » et qui est la véritable Gastro-Elytrotomie. Il commence par faire une incision semi-lunaire qui part de l'épine iliaque antérieure et supérieure et s'étend à l'épine du pubis. Il divise ensuite les muscles, les aponévroses, le tissu cellulaire jusqu'au péritoine ; mais au lieu d'inciser ce dernier, il le repousse avec le manche de son bistouri, pénètre jusqu'au vagin qu'il incise et pratique l'extraction de l'enfant.

Il eut l'occasion d'opérer de cette manière sur la femme vivante en 1821, mais il ne put extraire le fœtus, et dut alors faire une incision sur le milieu du ventre, suivant le procédé de Stein. La femme succomba.

En 1822, Physick (de Philadelphie) conseilla au dire de Dewees, cité par Velpeau (2), le procédé suivant à son ami le Dr Horner ; il pratiquait une incision transversale immédiatement au-dessus du pubis, et décollait le péri-

(1) Section du ventre et du vagin.

(2) Velpeau. Traité de l'art des accouchements, 2e édition, t. II, p. 465.

toine de la surface de la vessie pour arriver en arrière jusqu'au vagin.

Enfin en 1823 parut à Paris la thèse de Baudelocque neveu, qui, ignorant les travaux précédents, crut être le premier à conseiller la Gastro-Elytrotomie. C'est lui, du reste, qui donna ce nom à l'opération dont nous faisons l'étude. (γαστηρ, ventre ; ελυτρον, étui, gaine correspondant au mot latin *vagina;* τεμνειν, couper). Voici, d'ailleurs, comment il s'exprime :

« Méditant depuis longtemps la deuxième observation d'obliquité antérieure très-prononcée, rapportée par Baudelocque, article 298 de son Code des accoucheurs, et réfléchissant sur la disposition de l'utérus et du vagin dans cette sorte de cas et sur celle que ces organes affectent dans les obliquités latérales, je pensai à faire l'application de mes réflexions à l'opération jusqu'à présent nommée *césarienne*, et que j'appelle *Gastro-Elytrotomie*..... Je vais maintenant décrire mon nouveau procédé : Il sera très-facile à exécuter, toutes les fois que les deux conditions suivantes seront réunies : 1° que la matrice soit fort oblique latéralement; 2° que le bassin ait moins de deux pouces et demi; en d'autres termes, plus l'obliquité sera considérable, plus le bassin sera rétréci, à moins cependant que le diamètre sacro-pubien ne puisse laisser passer quelques doigts, et plus l'opération se fera avec promptitude, parce que, d'un côté, l'axe de la matrice se trouvera plus tard situé parallèlement à l'axe de l'incision extérieure, et de l'autre, le vagin formant un coude plus saillant, se trouvera plus près de cette même ouverture. Cela posé, j'entre en matière, et j'expose ce que je ferai dans un cas qui nécessiterait la Gastro-Elytrotomie, l'obliquité latérale droite existant... La situation de la femme est la même que pour les procédés ordinaires. Elle est placée sur un plan horizontal, pendant qu'on pratique sur le côté gauche de l'abdomen l'incision extérieure, laquelle s'étend tout le long du bord externe du muscle droit, depuis l'ombilic jusqu'à un pouce seulement au-dessus du pubis... Je pratique cette incision de manière à ne point intéresser le péritoine; je perce ensuite les membranes par le vagin, afin de donner écoulement aux eaux par cette partie; je fais fléchir à moitié les jambes et les cuisses; je passe un doigt indicateur dans l'angle inférieur de la plaie pour décoller le péritoine, mais avec prudence, dans toute l'étendue de la fosse iliaque, sur l'artère du même nom; et lorsque cette membrane est entièrement détachée, un aide placé au côté droit de la femme soulève et le péritoine et la masse intestinale, pendant qu'un autre aide situé à côté de lui, d'une main appliquée sur le ventre maintient la matrice dans la position où elle est... Enduisant alors d'un corps gras quelconque ma main gauche, je l'introduis parallèlement à l'axe du détroit inférieur. Parvenu à l'extrémité supérieure du vagin, j'écarte les doigts index et annulaire l'un de l'autre. Avec le premier je touche la vessie; l'autre est appuyé sur le rectum, dans lequel conduit, je passe l'index de la main droite pour explorer l'annulaire..... M'étant bien assuré de la position de toutes ces parties, je saisis et couvre de trois doigts de la main droite le bistouri à lame étroite, et le plonge par l'ouverture extérieure dans le vagin, le plus au-dessous possible de l'insertion de ce canal au col utérin, commençant cette incision à mon indicateur et la dirigeant transversalement jusqu'à l'annulaire. Celle-ci faite, je retire l'instrument avec précaution... Je prends de la main droite les ciseaux mousses et vais agrandir l'angle postérieur de l'incision vaginale de manière qu'elle ait au moins quatre pouces... Est-il facile alors de mettre l'ouverture du col utérin en parallèle avec l'incision extérieure? Oui, sans doute, j'ai mis deux fois ce procédé en pratique sur un cadavre de femme morte à cinq mois de grossesse... Mais comment terminer l'accouchement? L'abandonnera-t-on à la nature? J'en avais d'abord eu l'idée; mais, réfléchissant que le travail nécessaire pour l'expulsion du fœtus traînerait en longueur à cause de la lenteur même de l'opération et de l'abattement dans lequel tomberait la femme à cause de la plaie faite aux téguments du bas-ventre, je conseille de terminer l'accouchement en appliquant le forceps. Mais pour cela il faudrait se servir d'un forceps qu'on ferait exécuter moitié moins large que celui que l'on emploie ordinairement. J'indique cette précaution afin de ne point déchirer les angles des deux plaies. »

Après avoir conseillé de pratiquer la délivrance par les voies naturelles, Baudelocque ajoute : « Dans l'obliquité latérale gauche, je pratique l'incision extérieure du côté droit du bas-ventre; et le reste de l'opération est plus facile à cause de la section vaginale, à laquelle je puis donner une étendue plus considérable. On peut opérer sur le côté droit ou gauche dans l'obliquité antérieure... La cicatrisation du vagin se fait d'elle-même. On peut maintenir en contact les bords de la plaie extérieure au moyen de deux ou trois points de suture (1)..... »

L'année suivante (1824), Baudelocque, dans un autre mémoire, exposa de nouveau la méthode qu'il avait déjà indiquée dans sa thèse ; à cette première méthode il en ajouta une seconde qui, dit-il, « ne diffère de la première que par la section du péritoine que j'opère en même temps que celles des muscles abdominaux. En incisant deux fois le péritoine, la seconde méthode offre encore un grand avantage, celui de ne pas toucher à l'utérus. »

Cette opération diffère en réalité totalement de la première et de l'opération décrite par Ritgen, puisqu'on pratique l'incision du péritoine.

Enfin, en 1844, Baudelocque publia, dans un troisième mémoire, la relation de deux opérations de gastro-élytrotomie, qu'il avait eu l'occasion de pratiquer. Voici ces observations :

Première Observation.

Bassin très-irrégulier et de deux pouces et demi ; élytrotomie ou section latérale et sous-péritonéale du vagin, suivie d'*hémorrhagie ;* hystérotomie, extraction de l'enfant mort ; mort de la mère quelques heures après.

Marie Doyen, âgée de 36 ans, était arrivée à la fin de sa première grossesse, sa taille était d'un mètre ; elle portait tous les caractères du rachitisme, elle n'avait marché qu'à 11 ans, et à l'aide d'une béquille. Dans sa grossesse, elle ne pouvait marcher qu'avec deux béquilles. Le détroit supérieur

(1) Auguste Baudelocque. Nouveau procédé pour pratiquer l'opération césarienne. 1823. Thèse de Paris, n. 132.

du bassin très-irrégulier, plus large à droite qu'à gauche, avait deux pouces et demi dans son diamètre sacro-pubien. Au moment du travail, où je la vis, le col utérin était ouvert de quatre centimètres, les membranes avaient été rompues naturellement, l'eau s'était écoulée en abondance; je procédai à l'opération de la manière suivante :

Je fis à la peau de la région iliaque gauche une incision qui commença à vingt lignes de l'épine pubienne, et s'étendit jusqu'à deux centimètres au devant et un peu au-dessus de l'épine antérieure et supérieure de l'os coxal; puis j'incisai couche par couche le grand oblique, le petit oblique et l'aponévrose du transverse.

Dans cette incision, un nombre infini de petites artères donna du sang; la ligature en fut faite aussitôt. Je fis à l'angle inférieur de cette plaie une petite ouverture au fascia transversalis, par laquelle j'introduisis un bistouri boutonné, qui me servit à couper ce fascia de bas en haut. Portant ensuite le doigt indicateur gauche entre le péritoine et le muscle iliaque, je décollai cette membrane dans toute l'étendue de ce muscle jusqu'au vagin; l'artère et la veine iliaques internes étant mises à découvert, je portai la pointe du bistouri sur la paroi externe du vagin à *un centimètre et demi* au-dessous de l'uretère, c'est-à-dire à *vingt-sept millimètres* environ au-dessous du col utérin. La simple piqûre du vagin causa un écoulement de sang, tel qu'à l'instant même la fosse iliaque en fut remplie; je l'épongeai aussitôt; il remplit encore la fosse iliaque. Cette quantité de sang, qui était peu considérable, l'était cependant assez pour affaiblir cette jeune femme, aussi vîmes-nous la pâleur naturelle de Marie Doyen augmenter et ses yeux rouler dans leurs orbites. Le praticien qui m'aidait s'empressa de tamponner l'extérieur du vagin et la fosse iliaque avec des éponges, et je pratiquai de suite l'hystérotomie, au moyen de laquelle je fis l'extraction d'un fœtus qui était mort tout récemment. Je fis de suite l'extraction du délivre par la plaie faite à l'utérus, et je réunis les deux lèvres de la paroi antérieure du ventre par six points de suture; les plaies furent pansées simplement; un bandage de corps fut placé autour du ventre et l'accouchée fut remise dans son lit.

Je viens de dire que l'écoulement du sang avait eu lieu par les veines du vagin, qu'il avait obligé de suspendre l'élytrotomie et d'avoir recours à l'hystérotomie : je dois ajouter que nous nous sommes trop effrayés de cet écoulement de sang; pour l'arrêter de suite, il aurait fallu penser, dans l'instant même, à exercer une compression avec le bout du doigt sur l'artère iliaque *primitive*. Cette compression aurait suspendu l'hémorrhagie et aurait permis de continuer l'opération. Toutefois, la patiente perdit encore du sang pendant l'incision de l'utérus ; et, quand elle fut remise dans son lit, elle continua d'en perdre encore, mais lentement, par les lèvres de la plaie de l'utérus et par les veines du vagin. Le sang coulait en bavant par les ouvertures faites au ventre et suivant son contour pour se répandre dans les matelas ; en un mot, elle succomba à l'hémorrhagie.

A l'ouverture de son corps, les organes étaient à l'état d'anémie, où ils se trouvent toujours quand la mort est la suite d'une grande perte de sang.

Seconde Observation.

Bassin de dix centimètres ; *éclampsie ;* section latérale et sous-péritonéale du vagin ; piqûre de l'artère iliaque externe avec l'aiguille de Deschamp, ligature de l'artère iliaque *primitive ;* version, enfant mort ; péritonite légère, tympanite et mort de la femme 74 heures après l'opération.

Cette observation prouve incontestablement que l'élytrotomie est très-praticable, et qu'elle est destinée à prendre rang parmi les bonnes opérations... Elle aurait très-probablement réussi cette fois, si je ne m'étais pas servi, pour saisir l'artère iliaque interne, du plus mauvais de tous les instruments, de l'aiguille de Deschamp. Voici le fait tel qu'il s'est passé :

La femme étant placée, comme il a été dit, sur une table garnie d'un matelas et de draps, je choisis, comme dans le premier cas, la région iliaque gauche ; l'incision de la peau et des muscles ne présenta rien de remarquable, si ce n'est la nécessité de faire une trentaine de ligatures ; le décollement du péritoine fut très-facile ; après avoir séparé avec le bout d'une sonde de femme l'artère iliaque interne de la veine qui l'accompagne, je passai sous cette artère l'aiguille de Deschamp, dans l'ouverture de laquelle j'avais introduit un fil plat, et, au moment où je lui faisais contourner l'artère, le sac péritonéal glissa entre les mains de la personne qui m'aidait, de sorte que je cessai de voir, pendant un instant, la pointe de cet instrument qui rencontra l'artère iliaque externe et la piqua, quoiqu'elle fût assez émoussée ; un petit jet de sang continu eut lieu aussitôt, il fallait lier l'artère iliaque *primitive*. Après avoir passé la main gauche dans le vagin, et avoir fait saillir sur le bout de mes doigts la partie du vagin qu'il fallait piquer, je la traversai de dehors en dedans, avec un bistouri droit et pointu ; j'agrandis ensuite, avec un bistouri boutonné, l'incision de haut en bas, pour éviter de blesser l'urétère ; puis avec la même main, passée à travers la plaie vaginale, j'allai saisir dans l'utérus les pieds du fœtus, dont la tête se présentait au détroit supérieur et le retournai avec la plus grande facilité : l'enfant était mort, la mère venant d'avoir un accès d'éclampsie avec perte de connaissance, avant que je pratiquasse l'opération. Quant à la délivrance, je la fis par les voies ordinaires, après avoir fait rentrer le cordon à travers la plaie vaginale.

Les lèvres de la plaie extérieure ayant été rapprochées par des bandelettes agglutinatives et couvertes de charpie, je remis l'opérée dans son lit ; elle se trouvait alors si bien, qu'elle voulait se lever et prendre des aliments. Elle se plaignit pendant vingt-quatre heures environ d'un *engourdissement* dans la jambe gauche, puis cet engourdissement cessa complétement, et la chaleur se rétablit dans ce membre, à tel point qu'elle y devint plus forte que dans la jambe droite, de sorte que le troisième jour après l'opération, on pouvait considérer la femme D... comme guérie de la ligature de l'artère iliaque primitive ; seulement, cet accident m'empêcha de combattre, avec autant d'énergie que je l'aurais fait, les symptômes inflammatoires qui se manifestèrent du côté du ventre. Le lendemain, tension du ventre, douleurs partielles, mauvais aspect et odeur légèrement gangréneuse de la plaie ; écoulement naturel des lochies, fièvre ; 20 sangsues sur les points douloureux du ventre, 12 gouttes de laudanum à boire dans un peu d'eau sucrée. Le deuxième jour, la tympanite commença à devenir considérable ; vomissements, odeur de la plaie beaucoup plus prononcée, suppuration abondante, fièvre ; saignée et 15 sangsues sur le ventre. La totalité du sang retiré par la saignée et les applications de sangsues fut de 500 grammes. Malgré ce traitement assez actif pour une femme d'aussi petite stature, les symptômes inflammatoires augmentèrent, la tympanite devint excessive, quoique les douleurs de l'abdomen eussent cessé, et au commencement du quatrième jour, la femme D... vomit continuellement, ses extrémités se refroidirent, son visage devint bleu, en un mot elle s'asphyxia par suite de la distension du ventre et périt 74 heures après l'opération.

Ouverture du corps. — Tension considérable des intestins ; rougeur très-légère de quelques points du péritoine qui recouvre les intestins, avec épanchement de 80 à 100 grammes de *sérosité jaune.* Point d'obstacle dans le canal intestinal qui pût produire la tympanite. Nulle réunion de la plaie extérieure ; tous les autres viscères étaient sains... Le résultat de cette opération met hors de doute la possibilité d'extraire *vivant* l'enfant par une incision faite au vagin dans le cas de la plus mauvaise conformation du bassin ; c'est un fait qui, désormais, est acquis à la science. Relativement à l'enfant que j'ai extrait, je dois ajouter que j'ai trop tardé à faire l'élytrotomie (1).

Baudelocque ajoute à la suite de ces opérations la description suivante de son procédé :

(1) A. Baudelocque. De l'Elytrotomie. Mémoire 1844. Paris.

« La femme étant couchée sur le dos, la vessie vidée au moyen de la sonde et le rectum par un lavement, on choisit le côté du bassin qui est le plus large ; d'une main, on tend la peau qui doit être incisée ; de l'autre, on tient un bistouri convexe sur son tranchant, avec lequel on fait l'incision, qui doit commencer à 20 lignes en dehors de l'épine pubienne et s'étendre un peu au-dessus de l'épine iliaque antérieure et supérieure. L'angle inférieur de cette incision laisse en dedans le cordon sus-pubien. Quand on a divisé les couches musculaires, la face externe du péritoine se voit alors à découvert ; on détache peu à peu cette membrane du muscle iliaque auquel elle n'est tenue que par un tissu cellulaire lâche ; on parvient jusqu'aux vaisseaux iliaques qui sont appliqués sur le côté interne du psoas ; dès que l'on a senti l'artère et la veine iliaques internes, avec une sonde de femme, dans les yeux de laquelle on a passé un fil plat, on isole l'artère de la veine et on l'embrasse ; la ligature étant serrée, on enfonce la pointe du bistouri dans la paroi latérale du vagin, en ayant soin de la faire pénétrer au-dessous de l'urétère, qui se trouve à un centimètre et demi au-dessous du col utérin ; ou bien l'on se sert d'une sonde à dard pour traverser le vagin, et alors on l'introduit dans ce conduit avec la main gauche, pendant que deux doigts de la main droite coiffent le bout de la sonde ; dans ce dernier cas, on confie à un aide le soin de faire sortir le dard comme dans la cystotomie sus-pubienne, puis on agrandit avec un bistouri boutonné, et de haut en bas, la piqûre faite au vagin ; on fait ensuite l'extraction du fœtus par la version... Quant à la délivrance, on l'opère par les parties génitales, après avoir fait rentrer le cordon ombilical dans le vagin. On fait ensuite sortir par le vagin les deux chefs de la ligature placée sur l'artère iliaque *interne*, on rapproche exactement les lèvres de la plaie extérieure à l'aide de trois ou quatre points de suture *qui ne comprennent pas le péritoine*, mais seulement l'épaisseur de la peau; enfin on panse la plaie, et l'accouchée est remise dans son lit. »

Comme on peut le constater, ce procédé diffère surtout des premiers décrits par Baudelocque en 1823 et 1824, en ce que l'incision abdominale, au lieu d'être faite verticalement sur le bord du muscle droit, est pratiquée parallèlement à l'arcade crurale. En un mot, bien qu'il ne l'indique pas, Baudelocque suivait la méthode conseillée par Ritgen.

Ce mémoire de 1844 contient encore la description de deux procédés qui consistent dans l'incision verticale (2e procédé du mémoire) ou transversale (3e procédé du mémoire) de la paroi abdominale en y comprenant le péritoine. Il amène alors au dehors l'utérus entier et va inciser en arrière et au-dessus de l'utérus la paroi postérieure du vagin. Nous n'insisterons pas sur ces procédés, dans lesquels le péritoine est incisé, et qui par conséquent diffèrent complètement des précédents.

Tels sont les principaux documents qui appartiennent à cette première période. Mais avant de commencer l'étude de la seconde période, résumons en quelques lignes les travaux de Baudelocque neveu sur la Gastro-Elytrotomie, et nous verrons ensuite comment cette opération a été appréciée par les différents auteurs.

Loin de nous la pensée d'attaquer cet accoucheur, ni d'amoindrir le mérite des efforts qu'il apporta au succès de cette opération. Cependant, nous demeurons fermement convaincu que l'échec constant qu'il rencontra auprès de toutes ses opérées, que les modifications peu naturelles et en quelque sorte malheureuses qu'il fit subir à ses procédés contribuèrent dans une large mesure à faire tomber la Gastro-Elytrotomie dans le discrédit le plus complet, et à la faire rejeter de tous les chirurgiens français de son époque. Assurément, Baudelocque eut le mérite de la persévérance, et personne que nous sachions, ne le lui conteste. Presque toute sa vie durant, après avoir fait ressortir les dangers de l'hystérotomie, il consacra ses efforts à lui substituer une opération qu'il pensait devoir être moins meurtrière.

En effet, en 1823, sans avoir connaissance des travaux antérieurs faits à ce sujet, il proposait (premier procédé, *Thèse*, 1823), un procédé de gastro-élytrotomie qui consiste *à pratiquer une incision verticale sur l'abdomen, dans le voisinage de la ligne blanche, à décoller ensuite le péritoine et à sectionner le vagin sur sa partie latérale.* Il supprimait, du même coup, la double section du péritoine, la section de l'utérus, et partant les dangers immédiats et les complications qui appartiennent en propre à l'opération césarienne. Ce n'était pas une modification de cette dernière, c'était une opération nouvelle, reposant sur une idée nouvelle; mais il ne semble pas en avoir compris les avantages, puisque l'année suivante (2e procédé, Mémoire de 1824), il revenait à la *double section du péritoine, tout en conservant*, nous devons le dire, avec *l'incision verticale de l'abdomen la section vaginale.*

Si nous essayons de bien nous pénétrer des idées de l'auteur, émises dans son Mémoire de 1844, nous ne tarderons pas à reconnaître qu'il n'a jamais eu en vue la transformation progressive, méthodique et raisonnée de toute opération qui se perfectionne. Loin de se laisser guider par les avantages de la non-section du péritoine et de l'utérus, nous le voyons marcher au hasard, sans ligne de conduite déterminée, sans idée fixe, décrivant ou pratiquant des procédés, tous plus ou moins justifiables.

Dans la première observation du Mémoire de 1844, observation que nous avons consignée plus haut page 15, il renonce aux procédés de 1823 et de 1824 pour porter son *incision le long du ligament de Poupart, de l'épine iliaque antérieure et supérieure à l'épine du pubis, pour décoller le péritoine* avec le manche de son bistouri *et procéder à l'incision latérale du vagin* (troisième procédé, Mémoire de 1844). Mais à peine l'instrument tranchant a-t-il touché cet organe, qu'une hémorrhagie considérable se produit; il l'arrête, elle se renouvelle. La femme s'affaiblissait de plus en plus, il n'hésite pas et courant au plus pressé, il extrait l'enfant par l'hystérotomie.

Dans cette opération, il y a évidemment progrès puisqu'on respecte le péritoine et l'utérus après avoir fait l'incision iliaque. Mais bien avant Baudelocque neveu, Ritgen avait en 1821 décrit le même procédé, et la priorité doit donc lui en revenir.

Du reste, Baudelocque ne paraît pas s'y attacher d'une façon absolue. En effet, dans la deuxième observation de ce mémoire, il nous montre que son intention était encore d'ouvrir l'abdomen *par l'incision iliaque, de décoller le péritoine, mais de placer une ligature sur l'artère iliaque interne, avant de pratiquer l'élytrotomie* (quatrième procédé, 1844). En agissant de la sorte, il croyait se mettre à l'abri de toute hémorrhagie grave, lors de la section vaginale, hémorrhagie qui l'aurait obligé comme dans le cas précédent à recourir séance tenante à l'opération césarienne. En raison des nombreuses anastomoses vasculaires qui existent dans le petit bassin, il n'aurait probablement pas obtenu le résultat qu'il cherchait. Un accident imprévu vint d'ailleurs le contrarier dans son opération. L'aide qui l'assistait, fit un faux mouvement, et laissa retomber dans la cavité abdominale la masse intestinale qu'il était chargé de retenir. Baudelocque ne vit plus où se trouvait la pointe de son instrument et piqua l'artère iliaque externe. Pour arrêter l'hémorrhagie qui allait être mortelle, il fit la ligature de l'artère iliaque primitive. Cet accident inspira à Baudelocque les réflexions suivantes :

« Quant à l'opération elle-même, je crois qu'on pourrait en perfectionner le premier temps de la manière suivante (quatrième procédé modifié, Mémoire de 1844) : il faudrait d'abord inciser la peau et les muscles dans l'étendue d'un pouce en rasant le ligament de Fallope, décoller le péritoine en cet endroit pour mettre à nu les artères iliaque antérieure et sus-pubienne, et les lier successivement, puis avec le doigt indicateur gauche passé entre le péritoine et les muscles de la paroi antérieure du ventre, et qui servirait de conducteur au bistouri courbe et boutonné, tenu de la main droite, couper d'un seul trait toute l'épaisseur de ces muscles de dedans en dehors et de bas en haut; l'opération serait alors considérablement abrégée, parce qu'on aurait moins de ligatures à faire. »

Que penserait-on d'un chirurgien, qui ayant à pratiquer une opération dans la région du cou, et craignant de provoquer une hémorrhagie grave en sectionnant des branches de l'artère carotide externe, commencerait tout d'abord par faire la ligature de cette artère. Une pareille conduite serait condamnée d'une voix unanime par tous les gens de l'art. Eh bien! existerait-il une différence entre la conduite de ce chirurgien et celle que conseille Baudelocque neveu? Pour notre part, nous n'en voyons aucune.

Les difficultés nombreuses et imprévues qui vinrent mettre obstacle au succès de ses opérations furent successivement pour Baudelocque l'occasion de modifications nouvelles apportées aux procédés anciens. Mais il les modifia en quelque sorte d'une façon si radicale qu'on a peine à retrouver les degrés de parenté qui les unissent à leurs aînés. Voici ces procédés :

Cinquième procédé, Mémoire de 1844. — *Il incise l'abdomen dans le voisinage de la ligne blanche, suivant une direction verticale, fait saillir le globe utérin au travers des lèvres de la plaie, le ramène fortement en avant, sectionne le meso-rectum et ouvre le vagin sur sa paroi postérieure.*

Sixième procédé, Mémoire de 1844. — Ce dernier procédé ne *diffère du précédent que par l'incision abdominale qu'il pratique au-dessus des pubis, et qu'il étend d'une épine iliaque antérieure à l'épine iliaque correspondante du côté opposé.*

Nous terminons cette appréciation : Baudelocque entrevit la Gastro-Elytrotomie telle qu'on la pratique aujourd'hui, telle que Ritgen l'avait décrite en 1821, mais il la compromit gravement par les modifications malheureuses qu'il fit subir à ses procédés ; aussi ne devrons-nous nullement nous étonner du jugement sévère par lequel tous les auteurs français ont en quelque sorte condamné cette opération.

Appréciation des auteurs.

Voyons maintenant comment la Gastro-Elytrotomie a été appréciée par les différents auteurs.

Voici ce qu'en dit Paul Dubois dans le supplément à l'article Opération césarienne du Dictionnaire en 30 vol. (1).

« Nous avons indiqué ces procédés opératoires, parce qu'il était de notre devoir de le faire ; mais nous ne pensons pas qu'ils aient aucune supériorité sur ceux qu'on a suivis jusqu'à ce jour, nous sommes disposés à penser que sans offrir aucun avantage, ils présentent des difficultés et quelques dangers dont les autres sont exempts.

« Une incision sur le corps de la matrice, comme on la fait dans les procédés ordinaires, prépare une voie large et facile au fœtus, et ne l'expose à aucun retard, à aucun tâtonnement, à aucun effort qui compromette sa vie et aug-

(1) Dictionnaire en 30 vol., tome VII, page 148; 1834.

mente en même temps les chances fâcheuses pour la mère. Une incision faite, au contraire, sur une partie de l'organe beaucoup plus limitée, beaucoup plus difficile à atteindre, comme cela doit être dans les procédés que nous venons de décrire, rend ces inconvénients presque inévitables. En ouvrant la paroi antérieure du corps de l'utérus, en divisant les vaisseaux volumineux qui rampent dans son épaisseur, on s'expose sans doute au danger possible de l'hémorrhagie ; mais du moins la contractilité de tissu très-énergique, dont cette partie de l'utérus est douée rend ce danger beaucoup moins redoutable. En ouvrant, au contraire, la région latérale du col de l'utérus ou du vagin là où existe un plexus vasculaire excessivement développé, et dans des conditions qui ne pourraient être avantageusement modifiées par la rétractilité très-peu prononcée dont jouit cette partie de l'organe, on ne peut manquer d'ajouter, sans compensation, aux dangers ordinaires de l'opération césarienne, celui d'une hémorrhagie grave et presque certaine. Au reste, nous ne sachions pas que les procédés de Ritgen et de Physick aient été exécutés sur le vivant. Quant à celui de M. Baudelocque neveu, il l'a été sans succès par l'inventeur lui-même, puisque, après d'infructueuses tentatives, on ne peut se dispenser de recourir à l'opération césarienne ordinaire. Nous ne dirons rien de plus à cet égard. »

Velpeau (1), de son côté, dans la 2e édition de son *Traité d'accouchement*, a écrit :

« L'idée de cette méthode qui appartient à Jœrg et à

(1) Velpeau. Traité de l'art des accouchements, 2e édition, tome II, p. 465.

M. Ritgen, ne laisse pas d'être ingénieuse ; mais elle est inapplicable dans la majorité des cas, et la déchirure du vagin, jointe au dégat qu'on opère nécessairement dans la fosse iliaque ou excavation pelvienne, est plus redoutable que l'incision méthodique du péritoine et de la matrice telle qu'on peut la pratiquer dans l'hystérotomie ordinaire. Je puis ajouter d'ailleurs, que M. Baudelocque n'a pu se dispenser de recourir à l'opération césarienne proprement dite, après avoir tenté son *élytrotomie* chez une femme qu'il observait depuis longtemps. Un seul fait n'autorise pas, je le sais, à tirer des conclusions rigoureuses ; mais celui-ci, le seul qui soit relatif à la femme vivante, me paraît donner une grande force aux préventions suscitées *à priori* par le raisonnement contre les idées de l'auteur. »

L'opinion de P. Dubois ne diffère guère de celle de Jacquemier (1).

« En supposant, dit en effet cet auteur, comme semble le prouver le fait qui précède, qu'on peut, sans intéresser le péritoine, inciser le vagin et à plus forte raison le col ou ces deux parties en même temps dans une étendue suffisante pour livrer passage au fœtus, mais que l'opération est plus longue, plus difficile et exige beaucoup plus d'habitude que la section césarienne ordinaire, doit-on en attendre des avantages assez grands pour la faire préférer à la méthode ordinaire ? L'incision pouvant être faite au-devant des vaisseaux qui rampent sur les parties latérales du

(1) Jacquemier. Manuel des accouchements, tome II, p. 505. Paris 1846.

col et du vagin, l'hémorrhagie est moins à redouter peut-être que dans l'incision du corps de l'utérus et l'on sait que ce n'est pas la cause la plus commune de la mort. Il ne faut pas compter la ligature de l'artère iliaque interne, qui compliquerait l'opération sans exercer une grande influence sur ces hémorrhagies veineuses. Sans doute le décollement étendu du péritoine, les tissus divisés exposeraient beaucoup encore aux suppurations diffuses du tissu cellulaire sous-jacent, à la péritonite, à l'inflammation des veines et des lymphatiques de l'utérus et du bassin, auxquelles l'état puerpéral prédispose d'une manière toute particulière ; mais on ne saurait disconvenir qu'en évitant l'ouverture du péritoine, et l'épanchement dans sa cavité du sang versé par les vaisseaux divisés et des liquides secrétés dans l'utérus, on ne soustraie la femme à la cause la plus commune et la plus active de la mort. »

En Allemagne Kilian paraît s'incliner devant l'ancienne méthode. « L'opération césarienne, dit-il, a donné de meilleurs résultats que la gastro-élytrotomie proposée par Ritgen, Baudelocque, etc... Toutefois, ce doit être un grand avantage que de pouvoir éviter la lésion du péritoine (1). »

Plus récemment M. Tarnier (2) a formulé son opinion de la façon suivante :

« Ces tentatives, on le voit, n'ont pas été heureuses ; l'idée de ce procédé était cependant ingénieuse, car on y trouvait le double avantage d'éviter la lésion du péritoine

(1) Kilian. Die operative Geburtshülfe. 1849, p. 754.

(2) Lenoir, Sée et Tarnier. Atlas complémentaire de tous les traités d'accouchements, p. 276. Paris 1865.

et de l'utérus. Malheureusement cette opération n'est guère réalisable ; la déchirure du vagin, le décollement du péritoine, les dégats qu'on produit nécessairement dans la fosse iliaque et dans l'excavation pulvienne, la difficulté de l'extraction du fœtus, rendent l'élytrotomie encore plus redoutable que l'hystérotomie, aussi a-t-elle été complétement abandonnée. »

Enfin, M. Stoltz (1), après avoir parlé des procédés de Ritgen, Physick et Baudelocque, ajoute :

« Ces dernières et excentriques manières de pratiquer l'opération césarienne ont été imaginées dans le but d'épargner la matrice et le péritoine, à la lésion desquels on a généralement attribué les insuccès de l'opération. Il était cependant facile de prévoir que des ouvertures si peu larges, pratiquées immédiatement au-dessus du bassin ne suffiraient pas pour l'extraction du fœtus, et que l'incision du bassin et du segment inférieur de la matrice rencontreraient des difficultés insurmontables !! »

§ II. — *Seconde période ou période américaine* (1870).

La Gastro-élytrotomie semblait définitivement condamnée, lorsqu'en 1870, M. Gaillard Thomas (de New-York) tenta de la remettre en honneur dans un travail fort intéressant qu'il lut devant la «Yorker's medical Association.» Voici dans quels termes il rapporte une opération qu'il eut

(1) Nouveau dictionnaire de médecine et de chirurgie pratiques. Art. : Opération césarienne, tome VI. 1867.

l'occasion de faire sur une femme enceinte un certain nombre d'heures après sa mort (1).

Gastro-Elytrotomie pratiquée sur le cadavre.

« Une jeune Irlandaise, multipare et âgée d'environ 30 ans, vint à succomber à une attaque d'éclampsie, vers le 9e mois de sa grossesse, autant qu'il nous fut possible de déterminer cette époque. Le Dr Cushman m'en avertit immédiatement, et 8 heures après la mort de cette femme, je me mettais en mesure d'extraire l'enfant par la Gastro-Elytrotomie, en présence de MM. H. S. Sands, James, L. Broron, J.-B. Reynolds, Cushman et Morton.

Le cadavre fut placé sur une table. J'introduisis la main dans le vagin, et 15 minutes me suffirent pour dilater le col; je me gardai bien toutefois de rompre les membranes. Ce premier temps achevé, je pratiquai sur le côté droit de l'abdomen, immédiatement au-dessus de l'arcade curale une incision allant de l'épine du pubis à l'épine iliaque antérieure et supérieure. Aussitôt que furent sectionnés les muscles de cette région, je décollai rapidement le péritoine dans toute l'étendue de la fosse iliaque jusqu'à la réunion du vagin avec le col de l'utérus. Le Dr Broron, s'aidant alors d'un hystéromètre qu'il avait fait pénétrer dans les parties maternelles et conduit jusqu'au voisinage du col, repoussa le vagin vers l'ouverture abdominale. Cet instrument me servit de guide pour pratiquer la section vaginale dont j'agrandis ensuite l'étendue avec les doigts. La section faite, l'hystéromètre fut retiré. Je confiai à un aide le soin d'attirer vers la fosse iliaque droite le col de l'utérus, maintenu par une érigne mousse, pendant qu'un autre assistant déprimait le fond de cet organe en sens opposé. C'est alors que j'introduisis la main droite à travers l'orifice dilaté ; puis saisissant rapidement un pied, je fis la version et amenai l'enfant. Cette opération dont la durée fut très-courte ne présenta pas

(1) American journal of obstetrics. 1870.

de difficultés. Tous les assistants purent remarquer que si l'enfant avait été vivant au début de l'opération, il n'aurait certainement pas souffert. »

M. Gaillard Thomas eut bientôt l'occasion de pratiquer cette opération sur la femme vivante, et voici la relation qu'il nous a laissée de ce fait.

Gastro-Elytrotomie pratiquée sur la femme vivante. Enfant retiré vivant.

Un mois après l'opération expérimentale qui vient d'être rapportée, je fus appelé à la hâte par le Dr J.-C. Junnell pour une femme qu'il soignait avec son ami le Dr Richardson. La malade était une multipare, âgée d'environ 40 ans et enceinte de 7 mois ; atteinte de pneumonie depuis 8 ou 10 jours, elle se trouvait « in articulo mortis. » Le Dr Junnell m'avertit qu'il ne pourrait m'attendre que fort peu de temps, car, comme la femme tombait rapidement dans le coma, il jugeait de son devoir de pratiquer le plus tôt possible l'opération césarienne dans l'intérêt de l'enfant qui pouvait être viable.

Je m'empressai donc de me rendre chez la malade. Elle se trouvait, en effet, dans un état déplorable ; pouls imperceptible, cyanose, respiration bruyante, perte presque totale de connaissance. Je pris l'avis de MM. les docteurs Junnell, Richardson, L. Broron, Walker et Lynch, et nous décidâmes que l'enfant serait immédiatement extrait par l'incison abdominale.

La malade fut aussitôt placée sur une table et anesthésiée. Après quelques inhalations d'éther, je passai la main dans le vagin et dilatai le col lentement et avec précaution. La dilatation étant au trois-quarts complète, les tissus ne pouvaient être lésés.

J'incisai alors avec le bistouri les muscles abdominaux depuis l'épine du pubis jusqu'à l'épine iliaque antérieure et supérieure. Les lèvres de la plaie étant maintenues séparées, le décollement du péritoine se fit avec la plus grande facilité.

dans toute l'étendue de la fosse ilia que jusqu'à l'insertion du vagin sur le col de l'utérus. Le vagin, soulevé à sa partie supérieure à l'aide d'un hystéromètre, fut incisé, et l'ouverture ainsi faite fut agrandie avec les doigts. Avec une érigne mousse, on attira le col de l'utérus vers la fosse iliaque droite; en même temps on repoussa le fond de cet organe dans une direction opposée. Introduisant alors la main droite dans la fosse iliaque, je passai deux doigts dans l'utérus, tandis que de la main gauche restée en dehors, je déprimai l'extrémité pelvienne de l'ovoïde fœtal. Je parvins facilement à saisir un genou et à extraire l'enfant. Celui-ci naquit vivant, mais il était faible, n'était pas à terme comme je l'avais constaté auparavant, et de plus avait un bec de lièvre. Il vécut pendant une heure, et pendant ce temps il reçut le baptême. La plaie de l'abdomen fut fermée par des points de suture non interrompue. Quant à la mère, elle succomba à peu près en même temps que son enfant.

En terminant cette observation, je n'ai pas besoin de dire que la mort de la mère et celle de l'enfant ne sauraient être attribuées à l'opération elle-même. »

A ce sujet, Gaillard Thomas fait remarquer : 1° Que la femme était moribonde; 2° que l'enfant était venu avant terme, très-faible, et avait, sans aucun doute, souffert de l'asphyxie maternelle. Il ajoute que les membranes furent rompues au moment de pratiquer la version, et qu'il ne fut pas nécessaire d'employer la moindre force pour extraire le fœtus. Il termine son mémoire par les indications suivantes relatives à l'opération :

« 1° L'opérateur doit se munir d'érignes mousses, de fers à cautères, d'éther, de persulfate de fer et d'un dilatateur de Barnes;

2° La malade étant bien anesthésiée sera placée sur une table en forme de banc, et on dilatera le col avec le dilatateur de Barnes;

3° Il faut alors faire l'incision abdominale, décoller le péritoine, ouvrir le vagin, et extraire l'enfant par la version, si la tête se présente, ou l'extraire tout simplement s'il y a présentation du siége;

4° On nettoiera la fosse iliaque à l'aide d'un jet d'eau tiède, dirigé à travers les parois abdominales et s'écoulant par le vagin. S'il survenait une hémorrhagie, on devrait faire immédiatement des ligatures. Mais celles-ci peuvent être impossibles; dans ce cas, on introduirait à travers la plaie de l'abdomen pour arriver sur la partie saignante, un spéculum vaginal et on appliquerait le cautère actuel. Si ce moyen ne réussit pas, il faut fermer la plaie abdominale, exciter l'utérus à se contracter et appliquer sur la plaie, à travers un spéculum introduit dans le vagin une petite éponge, trempée dans une solution de persulfate de fer. Dans le cas où ce moyen viendrait à échouer, je n'hésiterais pas à faire le tamponnement du vagin pour arrêter l'hémorrhagie, et je tiendrais l'utérus dans un état de contraction permanente;

5° Si l'hémorrhagie était insignifiante, on devrait se contenter de nettoyer avec précaution le vagin toutes les 12 heures, à l'aide d'une petite éponge trempée dans une solution étendue d'acide phénique.»

Il est évident que dans l'observation rapportée par Gaillard Thomas, la mort de la mère et celle de l'enfant ne doivent pas être attribuées à l'opération elle-même. Cette opération peut, en effet, être pratiquée avec succès; la preuve nous en est fournie par l'observation suivante que M. Alexandre-J.-C. Skene vient de publier tout récemment (1).

Observation. — Gastro-élytrotomie pratiquée avec succès.

Madame J., âgée de 31 ans, d'origine anglaise, est manifestement rachitique. Elle raconte qu'elle n'a pu marcher seule avant l'âge de 11 ans. A 25 ans, un premier accouchement ayant nécessité la craniotomie, la convalescence fut longue et la malade garda le lit pendant six semaines. Dans une seconde grossesse, elle accoucha au septième mois, mais l'enfant ne vécut que quelques minutes. Son médecin remit à Madame J. une lettre dans laquelle il relatait la nature des accouchements précédents, et la déformation de son bassin.

Elle m'apporta cette lettre en 1872, alors qu'elle était enceinte de nouveau. Comme elle m'exprimait un grand désir d'avoir un enfant vivant, après avoir examiné son bassin, je résolus de laisser aller la grossesse jusqu'au commencement du 9e mois, et alors je proposai l'accouchement prématuré dans l'espérance d'amener un enfant vivant. A cette intention, je provoquai l'accouchement dans la première semaine du 9e mois. Mais ayant reconnu une présentation de l'épaule, je pratiquai la version qui me fut rendue très-difficile par un rétrécissement du détroit supérieur, dont le diamètre antéro-postérieur ne mesurait que 6 cent. 87 millim. L'emploi d'une forte traction et d'une pression considérable sur l'utérus produisit la dépression d'un des os pariétaux, l'enfant ainsi extrait vécut plusieurs mois. Il survint de la métrite, avec de grandes douleurs dans le dos et dans les membres. Il y eut aussi une paralysie partielle des membres qui ne disparut qu'avec lenteur. En tout l'accouchée resta malade pendant 5 semaines. C'est alors qu'on lui conseilla fort sagement de ne plus s'exposer à avoir des enfants.

Il y a quelque temps, elle revint me consulter; elle me dit qu'elle était enceinte, et me pria de sauver son enfant, s'il était possible. Je lui répondis que si elle était disposée à accepter la responsabilité d'une pareille résolution, j'emploierais

(1) American journal of obstetrics. Février 1876.

ce que je croyais le seul moyen de lui donner un enfant et de sauver sa propre vie. Elle accepta avec empressement cette proposition et m'exprima la résolution d'aller jusqu'à terme. Je communiquai son observation à M. J.-G. Thomas, en lui demandant son avis et son aide.

Le professeur de New-York eut l'amabilité de me répondre qu'il se tiendrait à ma disposition quand je le désirerais.

A une heure avancée de l'après-midi du 28 octobre 1875, la malade vint me rendre visite. Je l'examinai ; je trouvai qu'elle était à terme, que le col était dilatable et qu'elle avait eu déjà quelques légères contractions utérines. Je lui recommandai de rentrer chez elle et de m'envoyer de ses nouvelles dans la soirée.

A dix heures, son mari m'apprit qu'elle avait de légères douleurs, mais qu'elle se promenait dans la maison et qu'elle se trouvait bien. J'ordonnai qu'on vint m'appeler pendant la nuit si les douleurs augmentaient, et je recommandai de ne pas attendre au-delà de quatre heures du matin. Le travail augmentait, mais pour ne pas me déranger, on ne m'appela qu'à six heures le lendemain 29. Je trouvai qu'elle avait alors de vraies douleurs ; l'orifice était presque entièrement dilaté, les membranes non rompues, et l'enfant se présentait par l'épaule avec une procidence du cordon. Je pouvais sentir les pulsations à travers les membranes et entendre distinctement les battements du cœur fœtal. J'envoyai en toute hâte chercher le professeur Thomas, mais malheureusement il était occupé et ne pouvait pas venir. J'envoyai aussitôt chercher les docteurs Corry, Cushinq, Stuart et Bunker. En attendant l'arrivée de ces messieurs, je craignais à chaque moment la rupture des membranes, et par suite la compression du cordon, ce qui pouvait tuer l'enfant.

Je savais que je ne pourrais pas réduire le cordon et le tenir réduit, puisqu'il y avait présentation de l'épaule, et je redoutais la mort de l'enfant, ce qui m'aurait décidé à pratiquer l'embryotomie, opération qui dans ces circonstances aurait été difficile et dangereuse pour la mère. Heureusement les membranes restèrent intactes jusqu'à l'arrivée de mes amis.

A 9 heures, je pratiquai la Gastro-élytrotomie selon la méthode du professeur Thomas, qui pour cette opération est la meilleure et même la seule autorité. J'incisai les parois abdominales, puis le vagin avant de rompre les membranes, et enfin, je terminai l'accouchement par la version. Croyant à juste raison, à cause du caractère des battements du cœur de l'enfant que sa circulation s'interrompait, je me hâtai d'extraire l'enfant, aussitôt les membranes rompues. Celui-ci, qui pesait 4 k. 530 grammes, est sorti un peu asphyxié, mais il fut facilement ranimé.

Le temps mis pour faire l'opération, depuis le commencement jusqu'à ce que l'enfant et le placenta fussent sortis, a été de quinze minutes. Cela fut la conséquence d'une légère hémorrhagie provoquée par l'incision des parois abdominales, qui avait été faite plus bas qu'il n'était nécessaire et par la procidence du cordon qu'on dut réduire. Il ne se produisit après l'accouchement, ni *shock,* ni vomissements, ni hémorrhagie primitive ou secondaire assez grave pour attirer l'attention. Plusieurs heures après, le Dr Stuart, en introduisant la sonde, s'aperçut que la vessie avait été perforée.

L'incision du vagin avait été augmentée de manière à porter sur le point de jonction de l'urèthre et de la vessie. Je suis convaincu que la vessie n'a pas été blessée au moment où j'ai ouvert le vagin, mais que cet accident s'est passé pendant l'accouchement. Si j'avais eu plus de temps, et si j'avais pu laisser les parties se distendre graduellement, la plaie de la vessie ne se serait pas faite. C'était un malheur, mais ce n'était pas défaut de soin de ma part si je n'avais pas reconnu la blessure de la vessie pendant l'opération, car alors j'aurais facilement pu placer quelques points de suture, qui auraient permis l'introduction d'une sonde à demeure, jusqu'à la fermeture de la plaie. Quand je m'aperçus de l'accident, je n'étais pas disposé à endormir de nouveau la malade et à la soumettre à une opération dans le but de fermer la plaie, parce que je craignais de provoquer une hémorrhagie.

Le 2e jour, la température s'éleva, la malade eut le ventre ballonné, mais il n'y eut pas de sensibilité du ventre, indiquant la péritonite. Je crois que ces symptômes étaient pour la plupart dus à une légère métrite, semblable à celle qu'elle avait eu après ses autres accouchements.

Cet état dura quatre jours, mais la température ne dépassa jamais 38°,8, ni le pouls 120 pulsations.

Le sixième jour, le tympanisme du ventre diminua à la suite d'un lavement contenant de la menthe. On lui donna de la morphine le soir, pour lui permettre de dormir, et de la quinine pendant la journée pour prévenir l'arrivée de la fièvre intermittente, qui l'avait tourmentée de temps à autre, les années précédentes.

Du sixième au dixième jour, son état fut notablement bon. Le pouls et la température étaient normaux, son appétit était excellent, et elle avait une petite secrétion de lait.

Le dixième jour, elle s'assit dans son lit, bien que nous le lui eussions expressément défendu; cependant elle ne paraissait pas en souffrir.

Dans l'après-midi du onzième jour, elle eut un frisson suivi de fièvre et d'une abondante transpiration.

Elle se trouva mieux le matin du douzième jour, mais le frisson et la fièvre reparurent dans l'après-midi. Grâce au sulfate de quinine que nous lui donnâmes le lendemain à haute dose, il ne se reproduisit ni frisson ni fièvre. La malade crut reconnaître dans cette complication son ancienne fièvre intermittente, et je crois qu'elle avait raison. La plaie externe s'était fermée par première intention, excepté au niveau des deux points de sutures du centre, qui suppuraient.

Le quatorzième jour, les deux plaies abdominale et vaginale étaient guéries. La malade se leva le quinzième jour, mais resta assise sur une chaise pendant qu'on arrangeait son lit, et à l'exception de l'ouverture de la vessie, elle était aussi bien portante qu'une femme de sa constitution pouvait l'être si peu de temps après son accouchement. Au bout de trois semaines, elle sortit en voiture, et depuis ce temps, elle a joui d'une excellente santé.

Le 28 novembre, je fermai la petite fistule vésico-vaginale, et deux semaines après, je cessai de voir mon opérée, car elle était bien portante et complétement guérie.

Le 15 janvier 1876, elle continuait à aller tout à fait bien, et nourrissait elle-même son vigoureux enfant.

En définitive, je reconnais positivement que la lésion faite à la vessie a été la faute de l'*opérateur*, non celle de l'*opération*, et qu'à l'avenir je pourrai éviter cet accident. Je demeure également convaincu que dans ces circonstances il m'aurait été impossible, avec aucune autre méthode, d'accoucher la malade sans moins de dangers pour sa propre vie. J'espère que l'histoire de ce cas, qui est le premier succès rapporté, aidera à placer cette opération parmi les principaux triomphes de la chirurgie obstétricale. L'honneur en revient au professeur Thomas, qui, je crois, en est l'auteur.

Mais nous verrons bientôt que le procédé employé dans cette opération n'appartient pas à M. Thomas, mais bien à Ritgen, son véritable auteur.

Avant que le succès obtenu par Skene ne fut connu, M. Playfair (1), dans un traité d'accouchements récemment paru à Londres, avait écrit sur la Gastro-Elytrotomie le passage encourageant que voici :

« Une opération offrant beaucoup plus de promesses est celle qui a été tout d'abord proposée par Jœrg et Ritgen sous le nom de Gastro-Elytrotomie, mais qui dans l'état alors très-défectueux de la chirurgie abdominale n'a guère attiré l'attention, et ne se trouve même pas mentionnée dans aucun de nos traités d'accouchements classiques.

« Ceux qui ont vu beaucoup d'ovariotomies ne trouveront rien dans ce procédé qui puisse empêcher le succès de l'opération ; mais reste à savoir si, à l'avenir, les faits justifieront les espérances de M. Gaillard Thomas. Natu-

(1) Playfair. The science and pratice of midwifery. London. 1876, tome II, page 227.

rellement tout ce que l'on peut encore dire de cette opération, c'est qu'elle est assez simple, qu'elle offre un moyen possible d'extraire l'enfant sans présenter plus de risques que l'opération césarienne. Le plus grand danger qui puisse accompagner la Gastro-Elytrotomie paraît être l'hémorrhagie, car il existe des vaisseaux volumineux à la partie supérieure du vagin, vaisseaux qui peuvent être intéressés. On pourrait sans aucun doute arrêter l'hémorrhagie, ou en appliquant des ligatures comme le propose M. Gaillard Thomas, ou en passant un speculum métallique par la plaie abdominale ou par le vagin, et en appliquant à travers le spéculum, ou le cautère actuel ou le perchlorure de fer.

Le décollement du péritoine ne présente pas de difficultés, car, pendant la grossesse, cette membrane est plus ample que d'ordinaire et beaucoup moins adhérente qu'en dehors de l'état de gestation. »

L'année suivante, en juin 1877, M. Alexandre Skene eut de nouveau l'occasion de pratiquer la Gastro-Elytrotomie, mais dans des conditions exceptionnelles et tout à fait défavorables au succès de cette opération. Néanmoins, il eut la bonne fortune d'amener un enfant vivant et de sauver l'existence de la mère. Voici la traduction de cette observation :

Un second cas de Gastro-Elytrotomie, suivie de succès,
par Alexandre Skene.

« La femme qui est l'objet de cette observation est une fille bohémienne, non mariée, âgée de 37 ans. Elle devint en-

(1) American journal of obstetrics. Juin 1877.

ceinte, mais cacha son état à sa famille avec laquelle elle vivait, jusqu'à l'époque du terme. Cela lui était rendu plus facile par l'état de déformation considérable que présentait son corps. Elle entra en travail le mardi 19 juin 1877, et peu de temps après les membranes se rompirent : c'est ce que fit du moins reconnaître un examen postérieur. Les douleurs de l'accouchement continuèrent, mais elle ne déclara pas dans quelle véritable situation elle se trouvait, et ne laissa pas soupçonner à ses amies quelle était la cause de ses souffrances. Les douleurs persistant, elle commença à s'inquiéter et envoya chercher, le vendredi matin, 22 juin, le Dr S. Schmitzer. Le docteur constata qu'elle était enceinte et à terme ; les membranes s'étaient rompues, le liquide amniotique s'était complètement écoulé, et l'utérus était fortement contracté sur l'enfant. La dilatation de l'orifice utérin permettait seulement le passage de l'extrémité du doigt.

La malade était d'une taille beaucoup au dessous de la moyenne, amaigrie et blême; sa peau était sèche et elle avait fort mauvaise mine. La colonne vertébrale présentait au niveau de la région lombaire une convexité antérieure très-marquée; le sacrum était presque droit, et il formait un angle droit avec l'axe de la colonne vertébrale ; la symphyse pubienne avait une hauteur au-dessus de la moyenne et mesurait environ 5 centimètres. Le diamètre antéro-postérieur du détroit supérieur mesurait suivant le Dr Schmitzer de 25 à 32 millim.; pour ma part, je suis convaincu qu'il ne dépassait pas 37 millim. Les cuisses étaient fléchies presque à angle droit sur le corps; elles étaient maintenues dans cette position par des ankyloses des articulations coxo-fémorales. On ne pouvait écarter les genoux l'un de l'autre de plus de 4 centimètres. Le membre inférieur gauche était plus court de 12 centim. que le droit. Un certain nombre de cicatrices profondes existant au niveau de la hanche indiquaient qu'il y avait eu là autrefois de larges abcès. Ces cicatrices coincidant avec l'ankylose permettaient de conclure qu'il avait existé autrefois une double coxalgie.

Le Dr Schmitzer ayant constaté l'état ci-dessus décrit, fut convaincu que l'accouchement normal serait impossible. Il appela alors en consultation les docteurs Frickenstein et Weber. Ces messieurs furent du même avis que lui en ce qui concernait la difformité et les difficultés qui s'opposaient à l'accouchement.

Je vis la malade avec les docteurs Schmitzer et Alexandre Hutchins à 6 heures du soir, le vendredi 22. Ces douleurs avaient été en partie calmées par l'administration d'une dose de morphine qu'on lui avait donnée dans l'après-midi. L'orifice utérin n'était pas encore dilaté complètement et mesurait 12 millimètres de diamètre environ. L'examen fait à travers les parois abdominales fit présumer que la présentation était une présentation du sommet. En consultation, nous fûmes d'avis de faire d'abord la dilatation du col, puis de délivrer la femme par la Gastro-Elytrotomie ; mais comme la malade n'avait pas de douleurs intenses et que nous n'étions pas prêts à opérer, nous résolûmes d'attendre jusqu'au matin, ce qui nous permettrait d'opérer à la lumière du jour. On pouvait aussi attendre en même temps la dilatation de l'orifice. Le lendemain matin, samedi, de bonne heure, les docteurs Schmitzer et Hutchins commencèrent la dilatation artificielle, ce qui fut très-difficile. Etant donnée la difformité de la malade, le col était fléchi et recourbé en arrière, de telle façon que son axe formait avec l'axe de l'utérus un angle droit, et qu'il n'y avait pas de place suffisante dans la cavité pelvienne pour permettre de ramener le col en avant dans l'axe du corps de l'utérus. Aussi fut-il presque impossible de faire pénétrer le dilatateur à travers l'orifice interne. Aprés des manipulations prolongées on obtint une dilatation dont le diamètre mesurait environ 6 centimètres.

Le samedi 23, à 10 heures du matin, 4 jours après le début du travail, nous étions prêts à opérer. En choisissant cette méthode opératoire, nous fûmes guidés par ce fait que la craniotomie était impossible dans les circonstances où nous nous trouvions, non-seulement à cause du rétrécissement du détroit supérieur, mais encore parce que les axes de l'utérus et du vagin se rencontraient à angle droit, ce qui rendait impossible l'emploi des instruments avec lesquels on pratique cette opération. C'est ce qui fut du moins assuré par les docteurs Schmitzer et Hutchins qui essayèrent de dilater le col. On pensa à l'opération césarienne, étant donné les difficultés qui s'opposaient à la Gastro-Elytrotomie. Mais nous préférâmes essayer de triompher des obstacles plutôt que d'ouvrir la cavité péritonéale et l'utérus de la malade. L'état de la malade, juste au moment de pratiquer l'opération, n'était guère encourageant. La peau était sèche et chaude, la langue était chargée, la température marquait 39°,2 et le pouls 98 pulsations. En réalité, l'opération offrit des difficultés du commencement jusqu'à la fin, c'est pourquoi j'en donnerai brièvement les différents temps.

Afin de réussir à faire une incision parallèle au ligament de Poupart, et placée un peu au-dessus de lui, il fut nécessaire de relever l'abdomen et de tirer les parties molles de la cuisse autant que possible. Les parties étant ainsi mises à découvert, les couches tégumentaires et musculaires de l'abdomen furent incisées. Ceci fut fait sans grande difficulté, mais en arrivant au niveau du péritoine, je constatai les produits d'une inflammation, ce qui obscurcit tous les rapports anatomiques normaux. J'ai toujours cru qu'une pelvi-péritonite ancienne compliquerait considérablement cette opération, et je craignais qu'un fait de ce genre ne m'arrivât. Mes craintes furent alors complétement réalisées. Le péritoine, le fascia iliaca, la vessie et le vagin étaient réunis tous ensemble par une matière plastique qui rendait les tissus normaux complètement méconnaissables. Cette circonstance et le peu d'espace qui existait entre la cuisse fléchie et la paroi abdominale qui faisait une saillie très-marquée rendirent les manœuvres très-difficiles. Le vagin était aussi étroit et très-résistant, de sorte qu'il ne put être repoussé en haut de façon à nous guider dans la bonne direction à ce moment de l'opération, il y avait trois dangers contre lesquels il fallait se garder.

1° La blessure du péritoine. Il n'y a aucun danger de la produire quand les tissus sont normaux, car le péritoine peut être aisément reconnu, on le fait glisser sur les autres tissus avec la plus grande facilité ; mais dans le cas actuel tout était changé en apparence et en réalité, et au lieu de tissus pouvant glisser facilement les uns sur les autres, nous avions des adhérences.

2° J'avais appris par mon expérience qu'ouvrir le vagin trop près de la symphyse pubienne faisait courir le risque de voir l'incision s'étendre jusqu'à la vessie pendant l'accouchement.

3° Si l'incision est faite trop près des parois abdominales, il y a danger de blesser l'artère iliaque circonflexe.

Nous réussîmes à écarter le péritoine et les vaisseaux importants, mais malheureusement la vessie qui était tirée à droite et en haut par des adhérences anciennes fut blessée. Cela n'est pas très-surprenant si on se souvient qu'en disséquant cette région, je n'étais guidé que par le toucher, et que les tissus étaient tellement confondus ensemble et modifiés en apparence qu'ils étaient presque inséparables. Le niveau auquel fut blessée la vessie était l'épine iliaque antéro-supérieure, point auquel on ne s'attendait guère à la trouver.

Quand l'orifice utérin fut atteint par l'ouverture faite à travers les parois de l'abdomen et du vagin, nous trouvâmes la dilatation suffisante pour laisser passer l'extrémité de quatre doigts. On acheva alors rapidement la dilatation avec la main. La seule difficulté qu'on éprouva, fut de faire passer les doigts entre la tête de l'enfant et l'utérus, tant ce dernier était contracté. La tête était placée transversalement, l'occiput était tourné du côté gauche. On a conseillé d'extraire l'enfant par la version dans cette opération. On pensa donc à la pratiquer dans le cas actuel, mais cela fut impossible, étant donné la forte contraction de l'utérus. Nous décidâmes alors de retirer l'enfant avec le forceps, et nous nous mîmes en mesure de le faire. Nous rencontrâmes alors une autre grave difficulté. La cuisse était relevée en avant de l'ouverture faite à la paroi abdominale et empêchait l'introduction des instruments. Après quelques manipulations infructueuses, nous réussîmes à extraire la tête, et l'accouchement fut alors terminé facilement et rapidement. La placenta sortit sans aucune difficulté. Il n'y eut qu'une petite hémorrhagie ; la plaie fut fermée avec des sutures d'argent, et pansée avec de l'ouate qui fut fixée à l'aide de bandes.

L'enfant était manifestement asphyxié, ce qui était dû sans doute à la contraction persistante de l'utérus, qui avait duré si longtemps après l'écoulement du liquide amniotique. Il revint complètement à lui, grâce à l'emploi de la respiration artificielle. Il était bien développé, bien portant en apparence et pesait 3,400 grammes environ. Les docteurs Schmitzer, Hutchins, Corey, Cushing et Hunt étaient présents à l'opération et nous accordèrent leur aide et leurs conseils.

La malade sortit rapidement du sommeil anesthésique et n'accusa aucune douleur, aucun malaise. Le jour suivant, le pouls marquait 94 pulsations, et la température était tombée de 39°2 à 37°8. On pratiqua souvent le cathétérisme de façon à empêcher la vessie de se distendre complètement. Les docteurs Schmitzer et Hutchins remarquèrent qu'au bout de quelques jours la quantité d'urine retenue dans la vessie devenait de moins en moins considérable, et l'on vit en même temps l'urine s'échapper par le vagin. L'entrée du vagin était petite et fortement contractée, ce qui empêcha le drainage et fit que l'urine s'accumula dans le vagin et sortit à travers la plaie abdominale. Un tube en caoutchouc, qui, à l'une de ses extrémités, présentait sur une étendue de cinq centimètres un certain nombre de petits orifices, fut introduit dans le vagin afin de faciliter l'écoulement de l'urine. Ce moyen réussit bien, et pendant 24 heures l'urine s'écoula librement et d'une façon continue dans un urinal. Tout sembla donc marcher à souhait pendant un certain temps. Malheureusement, la malade était irascible, obstinée, intraitable. La nature semblait s'être montrée aussi ingrate à l'égard de son intelligence qu'à l'égard de son corps. Après un jour ou deux, elle ne voulut pas supporter plus longtemps dans le vagin le tube à drainage. Chaque fois que le docteur le plaçait, elle l'enlevait, le jetait. Aucun argument ne put la persuader. L'urine, à partir de ce moment, coula librement à travers la paroi abdominale, et de temps en temps par le vagin. Grâce à cette ennuyeuse disposition d'esprit de la malade, il fut impossible de la tenir dans un état de propreté. L'appétit était bon, elle allait régulièrement à la garde-robe, dormait bien, grâce à de petites doses de morphine administrées le soir. Son pouls était normal ainsi que sa température, mais il était impossible de maintenir sa plaie dans une bonne condition. Elle était soignée par sa sœur, qui, quoique remplie de bonne volonté, était une garde peu habile et avait en outre à s'occuper du ménage. Dans cette situation, nous résolûmes de l'envoyer à l'hôpital, et on l'y reçut le 15 juillet, deux semaines après l'accouchement.

On constata, à son entrée, qu'elle avait besoin de soins particuliers. La plaie était cicatrisée, excepté au niveau de la portion externe, au niveau de l'épine iliaque antéro-supérieure où il existait une ouverture fistuleuse. Autour de cet orifice, les tissus étaient secs, recouverts par une escharre superficielle. La plus grande partie de l'urine s'échappait par cet orifice. Il y avait aussi un écoulement abondant de pus.

On lui donna du quinine à dose tonique, un peu de morphine le soir afin de calmer ses insomnies. Grâce à l'emploi fréquent de l'acide phénique et de l'eau, on tint parfaitement propre la plaie, le vagin et la vessie. On faisait passer le courant par l'urèthre, et il sortait par la plaie abdominale et le vagin. Afin de mettre la plaie dans la position la plus favorable à sa cicatrisation, on introduisit un tube en caoutchouc dans l'ouverture fistuleuse qui existait sur le côté. On pratiquait le drainage, quand on pouvait persuader à la malade de le laisser en place, mais très-souvent elle l'enlevait. Quelques jours plus tard, l'interne réussit à placer un tube en caoutchouc perforé, qui alla de la plaie abdominale à travers le vagin. Il le laissa en place, ce qui fit un drainage parfait. Tantôt l'urine sortait par l'une des extrémités du tube, tantôt par l'autre, suivant la position que prenait la malade. Mais elle était incapable d'enlever le tube, ce qui était un grand avantage. A partir de ce moment, la plaie abdominale se cicatrisa rapidement, et le tube à drainage fut définitivement enlevé le 3 août environ. L'urine ne coula plus que par le vagin. Pour faire le drainage du vagin, on se servit d'une boule creuse en caoutchouc montée sur une tige perforée, et qui permettait l'écoulement de l'urine. Cette boule creuse avait la forme olivaire et présentait de nombreux petits trous. La tige de la boule aboutissait à un petit tube flexible qui conduisait l'urine dans un vase. On lui donna un urinal en caoutchouc, qu'elle pouvait transporter avec elle en marchant, et pour un motif que personne ne put comprendre, elle refusa de s'en servir.

Depuis l'opération, la vessie avait la plupart du temps retenu plus ou moins d'urine. L'interne remarqua alors qu'elle commençait à en retenir de plus en plus ; l'orifice fistuleux se fermait. L'amélioration continua jusqu'au 12 août, et à ce moment la vessie avait récupéré la faculté de retenir l'urine... A cette date (12 août) ; sa santé est aussi bonne qu'elle a jamais été, en un mot la guérison de la mère est complète.

L'enfant, qui avait été laissé chez elle, prospéra pendant un certain temps ; mais, grâce au défaut de soins et à la mauvaise alimentation, il mourut le 18e jour.

Les notes que je viens de donner, et qui se rapportent au temps que la malade passa à l'hôpital, sont un court extrait de l'observation prise par le médecin résidant, le Dr Mc Pharlin, à l'habileté et aux soins constants duquel est due la guérison complète.

Ce cas de Gastro-Elytrotomie (second cas suivi de succès qui soit rapporté, autant que je sache), peut être considéré comme un des plus défavorables pour l'opération que l'on puisse imaginer. Les conditions vraiment particulières dans lesquelles se trouvait la malade pendant l'opération, les difficultés du traitement consécutif sont telles qu'elles témoignent complétement en faveur du mérite de cette méthode. Certainement, il n'est pas possible que, dans l'histoire future de cette opération, on puisse trouver de plus grandes difficultés que celles qui ont été rencontrées dans ce cas.

A la suite de ce nouveau succès, obtenu par M. Skene, M. le Dr E.-W. Jenks, professeur d'accouchements à Détroit, dans une lettre adressée à M. le Dr de Soyre, et publiée dans les « Archives de Tocologie » (1), semble reconnaître que la gastro-élytrotomie, grâce aux avantages qu'elle présente, est appelée, sinon à remplacer d'une façon définitive l'opération césarienne, du moins à prendre rang parmi les opérations classiques et vraiment utiles. Voici d'ailleurs comment il s'exprime à ce sujet :

« Je penche vers l'opinion que la gastro-élytrotomie qui a deux fois réussi entre les mains de mon ami le professeur Skene de Brooklyn, deviendra en faveur parmi les accoucheurs, car certainement, elle paraît en théorie du moins, un procédé beaucoup plus sûr que l'opération césarienne. Cependant, il faut attendre le verdict que rendront le temps et l'expérience sur cette nouvelle méthode opératoire. »

En dernier lieu, nous rapportons la relation d'une expérience de gastro-élytrotomie, que nous devons à l'obligeance de M. le Dr Budin, opération qu'il a eu l'occasion de pratiquer l'année dernière avec plusieurs de ses amis, sur le cadavre d'une femme morte en état de grossesse et probablement près de son terme : (2).

Gastro-élytrotomie pratiquée sur le cadavre.

Le 12 avril 1877 nous avons fait à la Charité, en présence de nos amis MM. Darolles, Thévenot, Maunoury et de Sinéty, l'expérience suivante sur une femme enceinte qui avait, sans être accouchée, succombé à une hémorrhagie causée par une insertion vicieuse du placenta. Au toucher on trouvait l'ori-

(1) Février 1878.
(2) Communication inédite.

fice utérin complétement dilaté; une portion du placenta décollée descendait dans le vagin; les membranes étaient intactes, le fœtus présentait le sommet en O. I. D. postérieure. — La tête était même en partie engagée dans l'excavation.

Je priai mon ami Thévenot de prendre le bistouri : il fit une incision cutanée longue de 16 centimètres s'étendant, à gauche, de l'épine du pubis au-delà de l'épine iliaque antérieure et supérieure. L'opérateur sectionna les différentes couches jusqu'au péritoine : celui-ci fut décollé avec une certaine facilité, et on arriva jusqu'au vagin. Deux doigts de la main gauche furent alors introduits dans le canal vaginal, et s'arrêtèrent un peu en avant du bourrelet à peine perceptible que formait l'orifice utérin dilaté complétement. C'est entre ces deux doigts écartés que porta l'incision sur le côté gauche du vagin. La paroi vaginale sembla si épaisse que l'opérateur se demanda pendant un instant s'il ne sectionnait pas l'utérus. L'incision faite, on l'agrandit un peu en avant et en arrière afin que la main et le fœtus pussent passer. La vessie et le rectum avaient été trouvés vides.

Comme la tête dans ce cas s'engageait dans l'excavation, un aide placé à droite du cadavre introduisit deux doigts de la main droite dans le vagin et repoussa l'extrémité céphalique au-dessus du détroit supérieur. Avec la main gauche, cet aide inclinait fortement à droite le fond de l'utérus, de manière à porter l'orifice utérin du côté opposé. L'opérateur placé du côté gauche de la femme, introduisit la main gauche à travers la plaie, arriva jusque dans la partie supérieure du vagin, pénétra dans l'utérus, alla à la recherche des membres inférieurs du fœtus, et saisit un pied. L'évolution se fit très-facilement. L'extraction fut assez simple : le siége, le tronc, les épaules sortirent successivement. La tête elle-même vint assez aisément. Deux doigts furent introduits dans la cavité buccale de façon à amener la flexion complète de la tête; elle franchit l'ouverture abdominale et se dégagea suivant ses diamètres sous-occipitaux. Le fœtus était assez volumineux, il était mort depuis deux jours et mesurait 49 centimètres de longueur.

Après l'opération, les tissus étant revenus sur eux-mêmes,

l'incision cutanée ne mesurait plus que 14 centimètres. L'autopsie faite, on trouva le péritoine absolument intact partout ; il en était de même de la vessie et du rectum, les deux extrémités de l'incision vaginale n'étaient même pas arrivées jusqu'à ces organes.

L'impression générale fut la suivante : D'abord la longueur de l'incision et l'étendue du décollement péritonéal nous effrayèrent un peu : en pensant que de plus, l'incision des parois du vagin pourrait amener l'écoulement d'une certaine quantité de sang, il paraissait difficile qu'on pût véritablement pratiquer l'opération sur la femme vivante. Nous fûmes très-surpris au contraire de voir, ce premier temps terminé, combien l'extraction avait été simple et facile.

Les documents que nous venons de citer dans cette seconde période ne sont pas nombreux ; cinq observations de Gastro-Elytrotomie, dont trois pratiquées sur la femme vivante, et deux sur le cadavre à titre d'expérience, ne semblent guère nous autoriser par leur nombre à tirer une conclusion favorable ou défavorable à cette opération. Néanmoins, si le nombre d'observations que nous apportons ne paraît pas suffisant, il n'en demeure pas moins établi qu'un résultat favorable peut être obtenu, puisque deux fois la vie de la mère et celle de l'enfant ont été sauvées.

Cependant ne cherchons pas à nous le dissimuler, cette opération a présenté des difficultés. La vessie, par ses rapports de contiguité et ses adhérences avec le vagin est de tous les organes le plus exposé soit à être sectionné pendant l'incision vaginale, soit à être déchiré lors du passage de la tête à travers l'ouverture artificielle. Sans rappeler l'accident de Baudelocque, Skene lésa deux fois la vessie. La première fois, et il l'avoue avec une franchise qui lui fait honneur, ce fut par maladresse.

Quant à la seconde fois, il serait injuste de mettre cet accident sur le compte du procédé ou bien sur celui de l'opérateur. Les conditions dans lesquelles opérait Skene étaient des plus défavorables ; une péritonite ancienne avait détruit tout rapport normal ; vagin, vessie, fascia iliaca, tout était confondu au milieu d'adhérences nombreuses, et la vessie avait été portée jusqu'au niveau de l'épine iliaque antérieure et supérieure.

Il est à remarquer que les uretères furent toujours respectés. A quoi cela tient-il ? Est-ce pure coïncidence, ou bien faut-il en chercher la raison dans les rapports anatomiques de ces organes ? Nous croyons cette dernière opinion seule fondée. Nous savons, en effet, que parvenus dans l'épaisseur des ligaments larges, les uretères ne tardent pas à s'appliquer sur les parties latérales du col utérin qu'ils croisent à angle aigu d'arrière en avant et de haut en bas, avant d'atteindre la vessie. La section qui porte sur la partie latérale du vagin n'expose donc pas l'opérateur à léser ces organes.

Par ce que nous venons de voir dans ce chapitre, nous devons conclure que la priorité de la Gastro-Elytrotomie revient en entier à Ritgen, qui le premier en a exposé la méthode et décrit le procédé opératoire, et qui le premier l'a essayée sur la femme vivante. M. Gaillard Thomas, de New-York, que Skene considère à tort comme l'auteur de cette opération, n'a d'autre mérite que de l'avoir tirée de l'oubli. Car *en faisant l'incision iliaque, en décollant le péritoine et en sectionnant le vagin sur sa partie latérale*, il n'a fait que répéter le procédé décrit et mis en pratique en 1821 par Ritgen.

CHAPITRE II

Opération de la Gastro-Elytrotomie

Dans le chapitre qui précède nous avons rassemblé les documents relatifs à la Gastro-Elytrotomie. Nous avons montré quelle fut l'origine de cette opération, par quelles phases successives elle est arrivée jusqu'à nous, rejetée des uns, méconnue de la plupart et remise tont récemment en honneur, il y a quelques années à peine, sur le nouveau continent. Nous allons maintenant donner une courte description de cette opération. Nous terminerons par quelques considérations générales sur les avantages et les inconvénients qu'elle présente.

Article I. — MANUEL OPÉRATOIRE (1).

Pour que cette opération puisse être pratiquée, une condition préalable est absolument nécessaire : la dilatation complète ou la dilatabilité de l'orifice utérin. Si la femme est en travail, on attendra donc le moment où l'orifice sera suffisamment dilaté pour permettre à la tête fœtale de le franchir ; si, au contraire, il n'y pas de travail et qu'il faille pour des raisons particulières qu'il est inutile d'indiquer ici, délivrer rapidement la femme, on dilatera le col artificiellement, soit avec les doigts, soit avec le dilatateur de Barnes.

(1) Nous avons cru ne pouvoir mieux faire que d'emprunter en partie le manuel opératoire à l'article que M. le docteur P. Budin a publié sur ce sujet. Progrès médical, 22 septembre 1877.

Les conditions qui permettent l'introduction de la main dans la cavité utérine existant alors, on devra, avant de commencer l'opération elle-même :

1° Préparer les instruments nécessaires : un bistouri droit à tranchant un peu convexe, un autre bistouri droit boutonné et à lame étroite, une sonde cannelée, des pinces à dissection ; des pinces hémostatiques et de bons ciseaux ; aiguilles à suture et porte-aiguille ; fils de soie et d'argent ; compresses, etc ;...

2° Mettre sur une table voisine près d'une fenêtre tout ce qu'il faut pour ranimer l'enfant au cas où il naîtrait en état d'asphyxie ou de mort apparente ;

3° Placer les aides ;

4° Placer la femme sur un lit tel que le chirurgien puisse opérer librement ; elle sera, du reste, mise dans la situation qu'on lui donne, lorsqu'on veut faire l'opération césarienne ;

5° Vider la vessie et le rectum.

Les préparatifs étant terminés, on pratique l'opération qu'on peut diviser en quatre temps :

1er *temps*.— Le chirurgien incise l'abdomen suivant une ligne qui, partant de l'épine du pubis, se dirige parallèlement à l'arcade de Fallope, jusqu'aux environs de l'épine iliaque antérieure et supérieure. On a, pour l'opération césarienne, beaucoup discuté sur la longueur à donner à cette incision ; il me semble, suivant la remarque judicieuse de M. Budin, qu'elle doit mesurer de 15 à 17 centimètres. En effet, c'est à travers cette plaie que doit passer la tête du fœtus qui, au niveau de son plus petit diamètre antéro-postérieur, c'est-à-dire du sous-occipito-bregmatique (1), offre une circonférence de 30 à 34 centimètres. Les deux lèvres d'une incision de 15 à 17 centimètres de longueur pourront, en s'écartant, laisser passer la tête suivant cette circonférence minimum, et même en raison de l'élasticité des tissus, suivant la circonférence sous-occipito-frontale qui est un peu plus considérable. Dans ce premier temps, on devra inciser la paroi abdominale en respectant le péritoine; des pinces hémostatiques seront placées sur les deux bouts de l'artère épigastrique sectionnée et sur tous les autres vaisseaux.

2e *temps.* — On décolle le péritoine en se dirigeant vers l'insertion du vagin au col de l'utérus.

3e *temps.* — On introduit dans la cavité vaginale l'index et le médius de la main gauche, on les écarte l'un de l'autre et on fait entre les deux extrémités de ces doigts, une incision latérale suffisamment étendue. Nous savons bien que M. Gaillard Thomas (de New-York) a conseillé de repousser le vagin vers l'ouverture abdominale à l'aide d'un hystéromètre conduit jusqu'au voisinage du col; que d'autres ont introduit une sonde dans le vagin et s'en sont servi comme guide pour pratiquer sur ce canal la section latérale. Quant à nous, nous préférons et conseillons le premier moyen parce qu'il est plus facile d'abord, et qu'ensuite, grâce aux sensations délicates que peuvent nous fournir les doigts, il doit être beaucoup plus sûr.

(1) Budin. De la tête du fœtus au point de vue de l'obstétrique. Thèse de Paris. 1876.

4e *temps*. — Tandis qu'un aide incline fortement l'utérus du côté opposé à celui où se trouve l'opérateur, de manière à amener l'orifice utérin au niveau de la plaie, on introduit la main dans cette plaie jusque dans la cavité utérine, on fait la version si le fœtus présente l'extrémité céphalique ou une épaule, ou simplement l'extraction s'il présente le siége.

Dans le cas où l'on éprouverait quelques difficultés à faire franchir à la tête la plaie vaginale, plutôt que de s'exposer par des tractions réitérées à augmenter les dimensions de cette plaie et à déchirer la paroi vésico-vaginale, on pourrait, après avoir introduit deux doigts dans la cavité buccale de l'enfant, aider le plus possible au mouvement de flexion de la tête sur le sternum, de façon à substituer aux diamètres plus grands, occipito ou sous-occipito-mentonnier, les diamètres plus petits, sous-occipito-frontal et sous-occipito-bregmatique (1).

On pratique ensuite la délivrance.

Le pansement sera simple ; on nettoiera avec soin, et à l'aide de quelques points de sutures on réunira les lèvres de la plaie abdominale. Pendant les jours qui suivront, l'écoulement des lochies se fera par les voies naturelles. S'il survenait quelques complications, des hémorrhagies par exemple, on pourrait pratiquer la ligature du vaisseau lésé, ou le cautériser, ainsi que le conseille Gaillard Thomas.

(1) C'est une application du procédé déjà décrit par Mauriceau et connu sous le nom de procédé de Smellie, lors du dégagement de la tête à la vulve en occipito-pubienne dans la présentation du siége.

ARTICLE II. — AVANTAGES ET INCONVÉNIENTS DE LA GASTRO-ÉLYTROTOMIE.

Si nous rappelons les opérations de ce genre qui ont été pratiquées, nous voyons que la gastro-élytrotomie a été faite :

Une fois par Ritgen ; ne pouvant la terminer, il eut recours à l'hystérotomie.

Deux fois par Baudelocque neveu ; la première malade mourut d'hémorrhagie, et la seconde chez laquelle il avait piqué l'artère iliaque externe succomba au bout de soixante-quatorze heures.

Une fois par Gaillard Thomas chez une femme mourante, afin de sauver l'enfant. Celui-ci âgé de 7 mois et présentant des vices de conformation, fut retiré en état d'asphyxie. Il vécut pendant une heure.

Enfin, deux fois par Skene avec un résultat également heureux pour la mère et l'enfant. La seconde observation est des plus intéressantes : elle nous montre que pratiquée dans des circonstances tout-à-fait défavorables, la gastro-élytrotomie a pu permettre de sauver la vie de l'enfant, tout en ménageant celle de la mère.

Ces résultats semblent au premier abord peu encourageants, mais il faut tenir compte des tâtonnements et des imperfections des procédés employés par les premiers opérateurs. Chacun connaît, du reste, sans que nous ayons besoin de rappeler les statistiques, la gravité extrême de l'opération césarienne, surtout lorsqu'elle est pratiquée dans les villes et dans les hôpitaux ; on peut donc être autorisé à chercher un autre procédé moins meurtrier.

Evidemment la gastro-élytrotomie présente des dangers, par exemple l'hémorrhagie due à la section des parois du vagin, la suppuration du tissu cellulaire de la fosse iliaque et la péritonite consécutive. On a vu, en outre, que certains gros vaisseaux et la vessie ont pu être lésés par mégarde, mais l'opération étant bien pratiquée, on peut se demander si les dangers qu'elle fait courir à la malade ne seront pas moindres que ceux auxquels expose l'opération césarienne, opération aujourd'hui encore réglée d'une manière si imparfaite qu'on ne sait pas s'il est préférable de pratiquer ou non la suture des parois utérines. La gastro-élytrotomie a pour but, tout au moins, d'éviter l'ouverture du péritoine et la section si dangereuse de la paroi utérine.

Bien que nous ayons eu principalement pour but de faire l'historique de la Gastro-Elytrotomie, nous ne voulons pas terminer ce chapitre sans exposer une idée qui a été émise devant nous par M. Budin. En pratiquant la Gastro-Elytrotomie, on veut éviter la section du péritoine et la section du tissu utérin qu'on considère comme dangereuses. L'incision de l'utérus pendant la grossesse constitue réellement une opération grave, nous en avons indiqué les raisons, mais en est-il de même de la section du péritoine ? L'expérience journalière des chirurgiens semble démontrer le contraire.

Or, dans la Gastro-Elytrotomie un des temps les plus difficiles, les plus effrayants tout au moins, est le décollement si étendu du péritoine qu'on doit détacher de toute la fosse iliaque interne. Ne pourrait-on pas opérer de la façon suivante ? Faire une incision suffisamment longue allant de l'épine du pubis aux environs de l'épine iliaque antérieure et supérieure ; sectionner toute la paroi abdominale en y comprenant le péritoine ; soulever et isoler à l'aide de serviettes chaudes toute la masse intestinale ; inciser la paroi latérale du vagin un peu au-dessous de l'insertion du col ; pénétrer dans la cavité utérine et extraire le fœtus. Puis, faire la toilette de la fosse iliaque ; réunir, en faisant des ligatures perdues avec un fil de soie, les parois de l'incision vaginale, et suturer enfin la paroi abdominale.

Ce procédé dont l'idée appartient à M. Budin, mériterait, ce nous semble, d'être étudié et exprimenté sur le cadavre, l'opération de la Gastro-Elytrotomie ainsi pratiquée serait beaucoup plus simple et, peut-être, moins dangereuse.

CONCLUSIONS

I. — De cette étude, nous ne conclurons pas à la supériorité de la Gastro-Elytrotomie sur l'opération césarienne; mais cette dernière est si souvent mortelle que dans les cas où l'accoucheur est obligé de la pratiquer, il est autorisé à chercher des procédés moins défavorables.

II. — La Gastro-Elytrotomie a pour but d'éviter l'ouverture du péritoine et la section si dangereuse de la paroi utérine.

III. — Ce procédé nous semble rationnel en théorie. Il a été dans ces derniers temps pratiqué avec succès.

INDEX BIBLIOGRAPHIQUE

AMERICAN JOURNAL OF OBSTETRICS. 1870, 1876 février, 1877 juin.

BAUDELOCQUE AUGUSTE (neveu). 1° Nouveau procédé pour pratiquer l'opération césarienne. Thèse de Paris. 1823.— 2° Nouveau moyen pour délivrer les femmes contrefaites, à terme ou en travail, substitué à l'opération césarienne. Mémoire de 1824. Paris (Mélanges in-8, tome 373). — 3° De l'Elytrotomie ou section du vagin. Mémoire de 1844. Paris (Collection in-8, tome 195).

BAUDON. Ovotomie abdominale ou opération césarienne. Paris, 1875, p. 6.

P. BUDIN. 1° De la tête du fœtus au point de vue de l'obstétrique. Thèse de Paris. 1876. — 2° De la gastro élytrotomie. Progrès médical, 22 septembre 1877.

CAZEAUX et TARNIER. Traité théorique et pratique de l'art des accouchements. Paris. 1874, p. 1084.

DEWES. System of midwifery, p. 605.

PAUL DUBOIS. Dictionnaire en 30 vol. Tome VII. Article : opération césarienne.

GUÉNIOT. De l'opération césarienne à Paris. Mémoire extrait du Bulletin général de thérapeutique. 1870.

JACQUEMIER. Manuel des accouchements, 2e édition. Paris. 1846, tome II, p. 505.

E.-W. JENKS, professeur d'accouchements à Détroit. Des sutures de l'utérus dans l'opération césarienne. (Archives de tocologie. Février 1878.

KILIAN. Die operative Geburtshülfe. 1849, p. 754.

LENOIR, SÉE et TARNIER. Atlas complémentaires de tous les traités d'accouchements. Paris. 1865, p. 276.

Playfair. The science and pratice of midwifery. London 1876, tome II, p. 227.

Stoltz. Nouveau dictionnaire de médecine et de chirurgie pratiques. Article : Opération césarienne.

Velpeau. Traité complet de l'art des accouchements. 2e édition, tome II, p. 465.

Argenteuil. — Imprimerie Worms.

www.ingramcontent.com/pod-product-compliance
Ingram Content Group UK Ltd.
Pitfield, Milton Keynes, MK11 3LW, UK
UKHW020325220726
13923UKWH00003B/1380

9 782329 050843